ÉTUDES PHYSIOLOGIQUES

SUR

LES EAUX MINÉRALES

D'URIAGE, ALLEVARD & AIX-LES-BAINS

PAR

Le docteur P. PERREY.

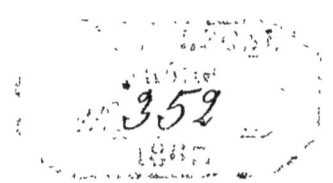

LYON
IMPRIMERIE D'AIMÉ VINGTRINIER

RUE DE LA BELLE-CORDIÈRE, 14.

—

1863

ÉTUDES PHYSIOLOGIQUES

SUR

LES EAUX MINÉRALES

D'URIAGE, ALLEVARD ET AIX-LES-BAINS.

ÉTUDES PHYSIOLOGIQUES

SUR

LES EAUX MINÉRALES

D'URIAGE, ALLEVARD & AIX-LES-BAINS

PAR

Le docteur P. PERREY.

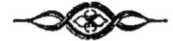

LYON

IMPRIMERIE D'AIMÉ VINGTRINIER

RUE DE LA BELLE-CORDIÈRE, 14.

—

1863

INTRODUCTION.

Les effets physiologiques des eaux minérales varient suivant l'époque à laquelle on les observe. Il convient donc de les diviser :

1° En effets immédiats, c'est-à-dire produits pendant l'administration et les quelques jours qui suivent ;

2° En effets consécutifs ou à longue portée, ne se manifestant qu'après une ou plusieurs saisons passées aux eaux.

Le principe si souvent invoqué : « *Natura non facit saltus,* » recevra ici son application, et la division qui vient d'être établie ne servira qu'à guider l'esprit dans l'étude d'effets dont la transition est insensible. Cette division peut également s'appliquer à la recherche des effets thérapeutiques. Je ferai observer toutefois que ceux à longue portée ont, en thérapeutique, une importance beaucoup plus grande qu'en physiologie, où ils deviennent d'une appréciation fort difficile, pour ne pas dire impossible. En physiologie, en effet, en supposant que ces effets à longue portée fussent appréciables, leur manifestation consisterait en la production d'états morbides divers, tels que congestions, éruptions, inflammations diverses, etc. Mais comment acquérir la certitude que ces effets variables du reste d'intensité, selon l'idiosyncrasie de chaque individu, résultent de l'influence des eaux minérales sur l'organisme et non de toute autre cause ? Dans le cas même où, au lieu d'états morbides, on n'aurait à observer qu'une grande régularité dans l'exercice des fonctions, comment en faire honneur aux eaux, puisque cette régularité est supposée exister chez l'homme sain sur lequel on expérimente ?

On le voit, la recherche des effets physiologiques à longue portée, outre qu'elle exigerait, pour se faire, un temps considérable, présente de sérieuses et peut-être d'insurmontables difficultés. Ces difficultés tiennent en grande partie à ce que, malgré toutes les précautions, le sujet de l'expérience reste soumis à toutes les influences internes ou externes capables de modifier sa santé, influences multiples donnant lieu à des résultats complexes au milieu desquels on ne peut préciser la part de chacune d'elles.

Ici la thérapeutique, si souvent éclairée par la physiologie, est venue en aide à cette dernière qui repose presque tout entière, en ce qui concerne les effets consécutifs à longue portée, sur les observations cliniques. Il ne pouvait guère en être autrement, et, d'ailleurs, ces effets à longue portée ne sont-ils pas dus, soit dans l'ordre physiologique, soit dans l'ordre thérapeutique, aux effets physiologiques primitifs ou à courte portée? L'étude de ces derniers concourt donc, au moins indirectement, à la solution du problème le plus compliqué de la médecine thermale, la spécialité d'action.

Rechercher les effets physiologiques immédiats dans trois stations thermales importantes, Uriage, Allevard et Aix-les-Bains, tel est le but que je me suis proposé dans cette étude. La position géographique de ces eaux réunies sur un petit espace, leur composition chimique qui les a fait réunir par MM. Pétrequin et Socquet dans les hydrosulfurées, m'ont paru donner quelque intérêt à ce rapprochement qui a, en outre, l'avantage de mettre en lumière les caractères distinctifs de chacune d'elles.

URIAGE

Action de l'eau prise en boisson.

L'eau sulfureuse saline d'Uriage, dont la température prise à la buvette est de 25° centigrades, a une odeur d'œufs couvis et une saveur salée rappelant celle bien connue du chlorure de sodium ; cette odeur et cette saveur causent, au premier abord, une impression désagréable à laquelle on ne tarde pas à s'habituer. Un verre pris à jeun ne produit sur l'estomac aucun effet appréciable ; au bout d'une demi-heure, légère stimulation de la muqueuse intestinale, manifestée par quelques coliques faibles qui ne produisent pas de selles. Pas de modification appréciable dans aucune autre fonction. Un second verre, pris après la digestion, provoque encore quelques contractions intestinales, et c'est tout.

Le lendemain, l'ingestion à jeun de deux verres d'eau minérale donne lieu à des coliques peu intenses et produit une véritable purgation après une promenade de trois quarts d'heure pendant laquelle une transpiration modérée s'est facilement établie.

La quantité d'eau nécessaire pour amener la purgation varie sans doute selon l'idiosyncrasie de chacun et selon la résistance exercée par la maladie ; pourtant comme l'indication de purger, en fatiguant le moins possible le tube digestif, peut se présenter, je crois opportun de faire remarquer que cet effet peut être produit par deux verres seulement, quoiqu'il soit généralement admis que ce n'est que du troisième au sixième verre. Il est permis de croire même qu'un seul verre suffirait chez quelques organisations favorablement disposées.

Le jour suivant, j'augmente la dose, et trois verres ingérés le matin à jeun, coup sur coup, produisent, pendant deux heures, une sensation de pesanteur à l'estomac, ce qui sans doute n'aurait pas lieu, si, comme dans la précédente expérience, j'avais eu le soin d'espacer les doses par un quart d'heure d'exercice modéré. L'effet purgatif se produit, mais plus difficilement et avec moins de régularité que lorsque la précaution que je viens d'indiquer a été prise. Aucun signe d'irritation gastrique ne se manifeste; l'appétit est bon, la soif modérée. La stimulation, bornée d'abord à l'intestin, devient bientôt générale ; les urines, plus abondantes, ont cessé de former au fond du vase le dépôt rouge-brique que j'y trouve habituellement.

EFFETS DES BAINS MINÉRAUX.

Je fais observer, une fois pour toutes, que les effets des eaux, quel que soit d'ailleurs leur mode d'application, étant variables suivant les individus et diverses circonstances, je ne présenterai ici que ceux que j'aurai pu observer sur moi-même. Ce sera un simple résumé d'observations particulières qui, réunies à d'autres du même genre, pourront servir d'éléments à la physiologie des eaux, qui est presque tout entière à faire.

Bain de 1 heure à 34° centigrades.

L'effet le plus remarquable de ce bain est, sans contredit, la sédation, le ralentissement de la circulation. Le pouls, qui comptait au début 84 pulsations, descend en une demi-heure à 72, chiffre auquel il se maintient jusqu'à la fin. Il y a en même temps plus de régularité et d'égalité dans les battements. Cette dépression est d'autant plus remarquable, qu'à la même température, les bains d'eau douce maintiennent le pouls à son état normal ou l'y ramènent s'il est accéléré. La respiration au contraire, de même que dans un bain d'eau ordinaire à 34°, ne subit aucune modification; mais nous la verrons, dans les expériences ultérieures, soumise à des degrés de stimulation proportionnés à l'élévation de la température. Les urines sont plus claires et plus abondantes. Pas d'effet immédiat du côté de la peau, mais le soir, au moment de me mettre au lit, j'éprouve des démangeaisons et quelques picotements sans éruption qui disparaissent presque aussitôt. En résumé, stimulation de forces et sensation de bien-être.

Bain à 37°, 1 heure.

Il est bon, pour l'appréciation des résultats, de tenir compte du refroidissement qui fait perdre deux degrés à l'eau et laisse une moyenne de 36°. Effet sédatif beaucoup moins marqué que dans le bain précédent. Le pouls s'abaisse peu à peu, il est vrai, de 84 à 76 pulsations, mais revient avant la fin du bain à 84. La respiration ne tarde pas à s'accélérer, et je compte pendant toute la durée du bain 8 inspirations par minute de plus qu'avant d'y entrer. Légère congestion de la tête avec transpiration modérée qui disparaît vers le milieu du temps alors que la température se trouve à 36°. La sensation produite par cette température, assez désagréable au début, cesse de l'être vers la fin, ce qu'il faut attribuer à l'abaissement de la température : il reste pourtant un léger mal de tête. Les urines sont moins abondantes qu'après le bain à 34°. Rien vers la peau immédiatement.

Je puis déjà noter un effet persistant de l'eau minérale prise soit en boisson, soit en bains : c'est une stimulation de toutes les fonctions, et en particulier de la circulation et de la respiration. Le pouls qui, dans l'état normal, présente en moyenne 70 pulsations, s'est élevé depuis quelques jours jusqu'à 90 et même 100 pulsations, suivant le moment où je l'observe, et cela sans chaleur à la peau ni transpiration exagérée. En raison de cette circonstance, j'ai cru le moment opportun pour prendre un bain plus frais que les précédents, afin de mieux juger de l'effet sédatif de l'hydrogène sulfuré, qui, d'après MM. Trousseau et Pidoux, Pétrequin et Socquet, Gerdy, qui font autorité en pareille matière, serait beaucoup plus prononcé dans les bains à température peu élevée.

Bain à 32°.

Le bain, pris à 32°, n'a perdu, comme on pouvait le prévoir, qu'un demi degré, tandis qu'à 37°, il avait perdu 2° dans le même temps. Au bout de quelques minutes, le pouls, de 90 pulsations au début, tombe à 78 et continue peu à peu à baisser jusqu'à 66 pulsations que je constate en sortant du bain, qui a duré 1 heure 1/4. Le nombre des respirations diminue aussi progressivement de 6 à 8 par minute. Aucun signe de congestion cérébrale, pas de transpiration comme précédemment. L'absorption est beaucoup plus active que dans les expériences précédentes ; le besoin d'uriner est vif et l'urine très-abondante et limpide. Pas d'effet purgatif, que M. Gerdy a vu produit par les bains seulement. Dans la soirée, la sensation de bien-être est plus manifeste que les jours précédents. Je ne ressens plus l'espèce d'anxiété que j'éprouvais en respirant et que j'attribue à la stimulation produite non seulement par les eaux minérales, mais beaucoup aussi par la température élevée des premiers bains. Rien vers la peau, si ce n'est quelques légères démangeaisons.

Bain à 30°.

Ce bain a encore moins que le précédent perdu de sa température, qui s'est abaissée à peine de 1/4 de degré. Selon mon attente, l'effet sédatif a été plus prononcé aussi, tellement prononcé, que je pense qu'il ne serait pas sans inconvénient de faire prendre habituellement des bains au-dessous de cette température ; ce ne serait qu'exceptionnellement et dans des cas spéciaux qu'on pourrait y avoir recours. Le pouls, de 90 pulsations, descend rapidement à 70 et arrive progressivement à 60. Le nombre des mouvements respiratoires s'abaisse dans la même proportion et diminue de près de moitié. J'éprouve pourtant vers la poitrine une sensation de plénitude causée sans doute par l'afflux du sang qui se retire de la périphérie. Au sortir du bain, j'éprouve une véritable sensation de froid et la peau subit la modification dite chair de poule. La chaleur ne se rétablit que lentement à la suite d'une promenade d'une heure au soleil, qui, malgré que je sois recouvert d'un double vêtement, n'amène pas la moindre transpiration. Les forces sont déprimées pendant la soirée, et je reste dans un état de léger abattement. La sécrétion de l'urine est modérée, quoiqu'elle ne soit pas remplacée par la transpiration.

Bain à 40°.

Je puis dire ici, et avec plus de raison encore, ce que j'ai dit du bain à 30°, c'est qu'une telle température ne doit être employée que dans des cas fort rares, n'étant pas tout à fait sans dangers. On pourra s'en convaincre par l'exposé des effets produits : Au bout de quelques minutes, et contre mon attente, le premier effet est une sédation ; le pouls, de 78 pulsations, tombe à 72, mais ne tarde pas à remonter progressivement jusqu'à 96, nombre que je constate en sortant du bain après 3/4 d'heure. Les mouvements respiratoires s'accélèrent, et de 24, arrivent à 30 par minute. La face rougit et se trouve bientôt inondée par une transpiration abondante. Toutefois, ne me sentant pas autrement incommodé, je persiste environ 40 minutes, puis je juge prudent de quitter le bain. A peine suis-je

debout, que ma vue se trouble, un vertige me saisit, et
je n'ai que le temps de m'asseoir pour ne pas tomber.
Jugeant alors qu'il valait mieux, avant de m'exposer à
l'air qui n'a que 22°, passer par des températures successivement moins élevées que celle que je veux quitter, je mitige le bain au moyen de l'eau froide et le fais
descendre progressivement, en 10 minutes, à 35°. Je
n'éprouve plus alors, quoique la face soit d'un rouge
violacé et couverte d'une sueur abondante, que les effets
d'une congestion ordinaire, battements des artères, in-
certitude de la vue, de l'ouïe et légère pesanteur de
tête que dissipe assez vite un bain de pieds très-chaud
et la respiration d'un air frais. Puis, afin de ne revenir
à l'état normal que par transitions insensibles, je me
livre pendant une demi-heure, et d'un pas rapide
d'abord, à une promenade qui permet à cette excitation un peu trop vive de ne se calmer que peu à peu.
Un mal de tête peu intense persiste néanmoins tout le
jour. Le besoin d'uriner ne se fait sentir ni pendant ni
après le bain, et la quantité des urines rendues dans la
journée est très-modérée ; légère constipation ; rien
du côté de la peau. Le lendemain, l'état général est ma-
nifestement influencé par ce bain à température trop
élevée. Abattement, dépression notable des forces musculaires ; les membres sont comme brisés et ne peuvent supporter que difficilement de courtes prome-
nades ; la tête conserve un peu de pesanteur, l'appétit

est presque nul, et je ne me livre ce jour-là à aucune expérience. La stimulation des fonctions a été trop énergique, et la transpiration abondante a produit l'affaiblissement.

Douche écossaise à 28° et 42°.

A Uriage, on reçoit la douche couché sur un plan modérément incliné, retenant l'eau vers les pieds seulement. Le principal avantage que l'on trouve à la position horizontale, c'est que les muscles étant dans un état de relâchement plus complet que lorsque, comme cela se pratique à Aix, on la reçoit assis ou debout, se contractent plus aisément sous la double action du massage et de la percussion. Toutefois, cette considération me semble d'une minime importance pour le résultat définitif de la douche ; si en effet quelques-uns des muscles des extrémités inférieures et du bassin sont forcément contractés, lorsqu'on est assis ou debout, et relâchés lorsqu'on est couché, on peut dire aussi que dans cette dernière position le tronc étant la partie qui prend le point d'appui, plusieurs de ses muscles entrent en contraction. Quoi qu'il en soit, le doucheur promène le jet d'eau chaude d'abord, des extrémités vers le tronc, en ayant soin de frictionner et de masser tous les points successivement. Au bout de deux ou trois minutes, on passe à l'eau froide et l'on alterne ainsi plusieurs fois pendant un quart-d'heure que dure la douche.

Ici l'effet produit est le résultat de causes multiples parmi lesquelles les propriétés chimiques de l'eau deviennent secondaires, tandis que la percussion plus ou moins énergique suivant l'ajutage qu'on emploie, la température et ses brusques changements ont la plus grande importance.

La respiration et la circulation s'accélèrent ; le pouls s'élève de 6 à 8 pulsations. Les muscles, qui sont encore dans un état d'atonie produit par le bain à 40° dont j'ai parlé plus haut, sont vivement stimulés et se contractent aisément. A part une très-légère congestion de la tête, la sensation générale est agréable et persiste longtemps après la douche. L'appétit augmente et toutes les fonctions sont sous l'influence d'une stimulation notable.

Deuxième douche écossaise à 26° et 44°.

Les effets obtenus ici ont la plus grande analogie avec ceux de la première douche. Le pouls présente, à la fin du jet d'eau chaude, 6 pulsations de plus qu'après celui d'eau froide, et ce résultat, plusieurs fois recherché, est toujours le même. Enfin, quand la dernière aspersion froide est donnée, je trouve le même nombre de pulsations qu'avant l'opération. Il n'en est pas de même pour la respiration qui, sous l'influence de la brusque transition de température, est accélérée au point de devenir haletante et de causer une sensation de suffocation et d'anxiété qui ne tarde pas à devenir très-supportable. Il y a vers la tête de légers phénomènes de congestion qui se dissipent bientôt et toutes les fonctions stimulées s'exécutent librement ; les muscles sont souples, la marche légère, l'appétit vif ; l'exhalation cutanée et la sécrétion urinaire ne présentent rien de particulier.

J'ai employé tour à tour tous les ajutages à un seul ou à plusieurs jets, en arrosoirs à pomme plus ou moins large et à trous plus ou moins fins, et j'ai constaté qu'on pouvait obtenir des effets de percussion très-différents et variés même pour un seul ajutage, suivant qu'on ouvre plus ou moins le robinet. Il est donc facile, tout le monde, et surtout les malades, n'ayant pas la même force pour supporter la douche, de trouver le degré qui convient à chacun et d'amener peu à peu l'organisme à supporter une force de percussion qui, appliquée sans transitions, pourrait produire de fâcheux résultats. Il y a ainsi, dans les causes complexes qui produisent l'effet définitif de la douche, un élément qui a son importance, c'est l'habileté du doucheur. Le médecin indique rigoureusement une des conditions les plus importantes de la douche, la température, mais il ne peut toujours indiquer exactement la force de percussion qui sera supportée par chacun, et ne peut que désigner le numéro de l'ajutage sans être sûr qu'il pourra être employé. Certaines personnes, en effet, ont une sensibilité telle que, malgré elles, elles fuient devant la douche; il importe donc, dans ces cas, de pouvoir arriver peu à peu au degré de force prescrit.

Douche chaude à 44° avec massage.

Les effets de cette douche ont de l'analogie avec ceux du bain très-chaud; ils en diffèrent toutefois en ce qu'ils présentent les mêmes avantages plus marqués et beaucoup moins les inconvénients. Les phénomènes de congestion cérébrale sont beaucoup moins intenses, la face rougit, la tête est lourde mais sans douleur et redevient libre peu d'instants après. La transpiration, presque insensible pendant l'opération, devient aussitôt après extrêmement abondante et persiste pendant une promenade active de trois quarts d'heure après laquelle je suis obligé de changer de linge et de me mettre au lit quelques instants. La soif est vive et, quoique je boive plus que d'ordinaire, c'est à peine si une faible quantité d'urine colorée est rendue pendant plusieurs heures. Le pouls de 72 monte à près de 100 pulsations, puis reprend peu à peu son rhythme normal. La respiration, rendue haletante par la première impression, s'accélère modérément. La peau rougit un peu et reprend bien vite sa couleur ordinaire; enfin le sentiment de prostration générale qui, après le bain à 40°, s'est prolongé pendant plusieurs jours, ne dure ici que quelques heures. Il est dans les deux cas le résultat des transpirations abondantes, mais s'il est moins prononcé et d'une durée moindre dans la douche, cela tient sans doute à ce que, dans cette dernière, il est contrebalancé en partie par l'effet tonique de la percussion, du massage et par la courte durée de l'expérience qui n'excède pas un quart d'heure.

Douche tiède à 34°.

Cette douche agit peu par sa température, qui est indifférente ou à peu près. Les mouvements respiratoires sont plus lents et tombent de 24 à 20 par minute, pour reprendre bientôt leur rhythme normal. Cet effet sédatif ne se produit pas immédiatement sur la circulation ; le pouls s'élève d'abord de 84 à 96 pulsations, pour redescendre jusqu'à 66, un quart-d'heure après la douche. Rien d'appréciable du côté de la peau ni des urines ; la soif et l'appétit sont modérés ; aucun signe de congestion ne se manifeste. L'action est due presque toute entière à la percussion et au massage, qui donnent du ton et de la souplesse aux muscles. L'eau n'est que fort peu absorbée, et l'action des substances chimiques qu'elle contient devient tout à fait secondaire. Les forces, qui étaient notablement déprimées par une longue marche de la veille, se raniment, le brisement des membres disparaît, et je me sens tout le jour plus fort et plus dispos.

Inhalation d'eau minérale pulvérisée.

Ne recherchant les effets physiologiques des eaux, qu'autant qu'elles agissent ou paraissent agir par leur minéralisation plus ou moins combinée au mode d'application et à la température, j'ai dû laisser de côté les bains russes et de vapeur ordinaires, dont les effets sont dus presque uniquement à ces deux dernières conditions. Il n'en est pas de même de l'inhalation de l'eau minérale pulvérisée, à laquelle on ne peut refuser d'être chargée de tous les principes que contient l'eau. Nul doute que, si cette eau pénètre en poussière dans l'organe respiratoire, elle n'agisse sur les surfaces muqueuses du poumon comme partout ailleurs, et que ses effets ne soient dus, en partie au moins, à sa composition chimique. Mais là est la question, et il n'est nullement démontré encore que cette pénétration ait lieu. Les expériences publiées, en 1861, par MM. René Briau et X. Delore, tendent au contraire à infirmer, en partie du moins, les résultats annoncés par M. Sales-Girons qui pense que : « Tous les agents thérapeutiques, liquides ou susceptibles de dissolution peuvent désormais être quasi-naturellement administrés par les voies respiratoires. » Mais, s'il est vrai que les liquides pulvérisés ne pénètrent pas, il n'en est pas de même des gaz et des vapeurs ; or, si les liquides renferment des principes volatils, leur pulvérisation, en facilitant la transformation en vapeur ou le passage à l'état gazeux de ces principes, pourra être utilement employée ; c'est ce qui a lieu pour les eaux sulfureuses dont je m'occupe et qui dégagent de l'hydrogène sulfuré. Il est donc indispensable d'établir, comme le fait M. Delore, une distinction radicale entre les vapeurs et les poussières, et je ne puis mieux faire que de citer à ce sujet le passage de cet auteur:

« Les vapeurs proprement dites ne peuvent renfermer aucun sel non volatil, tandis que l'eau réduite en poussière renferme, après cette opération, les mêmes substances qu'auparavant. Or, le poumon absorbe les vapeurs mais n'absorbe point les poussières qui ne pénètrent point jusqu'à lui. Il y a une différence assez essentielle entre le nuage et la poussière liquide ; dans le nuage, une vésicule aqueuse enveloppe une certaine quantité d'air ; c'est la bulle de savon. La poussière est une gouttelette d'eau. Je crois pouvoir affirmer que les divers appareils pulvérisateurs et même néphogènes ne sont que des poussières. L'inspection directe suffit, au bout d'un instant, pour en donner la certitude, que viennent confirmer les instruments grossissants. La vésicule du nuage provient de la condensation d'une vapeur et ne peut contenir de sels non volatils en dissolution, à moins que sa production n'ait été accompagnée d'une grande force de projection. »

Une autre considération importante empêcherait du reste d'admettre l'introduction de l'eau pulvérisée : chacun sait qu'il suffit d'une très-faible quantité d'eau pure introduite dans les voies aériennes pour produire instantanément une irritation qui se traduit par une toux plus ou moins violente mais constante. Or, si l'eau pulvérisée arrivait sur la muqueuse pulmonaire, elle s'y déposerait assez rapidement en gouttelettes comme cela a lieu à la face sur laquelle elle coule en abondance, et dans la bouche ouverte où l'on en constate la saveur et même le volume et ne manquerait pas de produire la toux, résultat ordinaire de l'irritation de la muqueuse. C'est ce qui n'a pas lieu, et l'on peut rester indéfiniment dans une salle d'inhalation d'eau pulvérisée sans éprouver cet effet. Le poumon, habitué à l'air, son élément normal, supporte bien plus aisément certains gaz qui ne produisent que peu ou pas d'irritation.

La pulvérisation des eaux conserverait donc l'avantage d'aider au dégagement des gaz qu'elles contiennent, à la condition toutefois, que les appareils pulvérisateurs fussent nombreux, car les filets d'eau doivent, pour que la division s'opère bien, être si ténus, qu'il y a nécessairement un très-faible dégagement de gaz. Une simple fontaine munie d'un jet de médiocre volume, qui retombe en cascade dans deux ou trois bassins superposés, produit beaucoup plus de gaz que les filets destinés à la pulvérisation.

Quoique, par ces motifs, je sois peu disposé à croire à l'introduction de la poussière d'eau dans les voies aériennes, j'ai voulu néanmoins rechercher les effets physiologiques de l'inhalation telle qu'elle se pratique à Uriage, ne fût-ce qu'en vue de l'action possible, probable même du gaz sulfhydrique. Mais les effets immédiats de ce gaz sur l'économie, j'en ai eu depuis la confirmation à Allevard, où il est bien plus abondant, sont peu sensibles, et, à part quelques légers picotements de la peau et des yeux, je dois dire qu'aucune fonction, pas même la respiration, n'a été modifiée d'une manière appréciable. Loin de moi la pensée de tirer de cette observation une conclusion contraire à la théorie de la pénétration qui me semble mieux combattue par les expériences et la théorie de M. Delore que par mes essais physiologiques. Ces essais eussent-ils été assez prolongés pour amener des effets appréciables, n'auraient pu me fournir un argument sérieux pour ou contre la pénétration de l'eau pulvérisée. Il eut été difficile, en effet, en supposant qu'ils se fussent manifestés, de faire, dans leur production, la part du liquide brisé et chargé de principes salins et celle du gaz sulfhydrique. Il faudrait pour que des expériences de ce genre pussent concourir à la solution de la question, la dégager de sa complication, et choisir, pour expérimenter la pulvérisation au point de vue physiologique, des eaux minérales ne pouvant donner lieu à aucun dégagement gazeux.

Quoi qu'il en soit de la question trop nouvelle encore pour n'être pas réservée, de l'efficacité de l'eau pulvérisée dans les maladies des voies respiratoires, on ne peut nier, et la théorie est ici d'accord avec les faits, que ce mode d'emploi de l'eau minérale ne rende des services dans plusieurs affections chroniques de la face, des yeux, des oreilles, de la bouche, du pharynx, des fosses nasales, alors qu'on ne peut employer la douche de prime abord. L'eau pulvérisée agit alors sur ces parties à la manière d'un bain local.

Douches pharyngiennes,

Ceci m'amène à dire un mot de la douche dite pharyngienne, qu'on dirige également sur les différents points que je viens d'énumérer. Je ne décrirai pas en particulier les essais divers que j'en ai faits à Uriage, à Allevard et à Marlioz, surtout, où ce moyen est assez usité. Je dirai seulement que partout les effets immédiats, les seuls que j'aie pu observer, ont consisté dans des phénomènes peu intenses en général, d'excitation locale, tels que rougeur, chaleur, démangeaison, picotements, phénomènes suffisants toutefois pour rendre compte de l'action thérapeutique.

Un mot encore sur la douche pharyngienne proprement dite : Il est peu de personnes qui sachent ou puissent exécuter le mouvement par lequel, en abaissant la base de la langue, on met à découvert la face postérieure du pharynx. Il suffit, pour se convaincre de la réalité de cette difficulté, de se rappeler qu'on est presque toujours obligé, pour examiner cet organe, d'abaisser la langue à l'aide d'une spatule. Il résulte de là que chez ûn certain nombre de personnes, le jet frappe seulement la voûte palatine ou les parois de la bouche, sans aller plus loin. Il est donc indispensable, pour juger sainement de l'efficacité de la douche pharyngienne, de s'assurer d'abord qu'elle est administrée convenablement.

ALLEVARD.

Vue en masse, l'eau d'Allevard est légèrement verdâtre et transparente ; dans un verre rempli à la source elle est incolore et limpide, mais ne tarde pas à se troubler par l'agitation en laissant dégager une assez grande quantité de bulles gazeuses. En même temps qu'elle se trouble, l'odeur hépatique (d'œufs pourris), se développe davantage et finit par disparaître après un grand nombre d'agitations successives. On s'habitue aisément à sa saveur fraîche, légèrement astringente et très-peu hépatique. L'impression qu'on éprouve en y plongeant la main, n'est autre que celle qui serait produite par de l'eau ordinaire à la même température et n'a pas le caractère onctueux qu'on rencontre dans quelques sources sulfureuses. La température moyenne de 16° centigrades, qui a permis d'établir des salles d'inhalation froide, constitue un des principaux caractères de l'eau d'Allevard.

Action de l'eau prise en boisson.

Deux verres d'eau minérale à 16° sont pris à la source le matin à jeun, à un quart d'heure d'intervalle : au bout de quelques minutes, et malgré l'exercice de la promenade, j'éprouve à l'estomac une sensation de tension et de plénitude désagréables qui dure une heure environ et se dissipe peu à peu pendant que se produisent des éructations qui ont l'odeur caractéristique du gaz sulfhydrique. La sensation ressentie à la région stomacale semble se propager à l'intestin ; quelques légères coliques analogues à celles que produit la glace se manifestent ; les attribuant à la température plutôt qu'à la minéralisation, je prends un verre de la même eau à 27° qui, loin d'augmenter les coliques, les dissipe ainsi que la pesanteur d'estomac.

Le lendemain, deux verres légèrement réchauffés, loin de produire la sensation de poids dont il vient d'être question, sont suivis d'une stimulation douce, n'allant pas jusqu'à la purgation ; légère augmentation de la sécrétion urinaire, éructations sulfhydriques, selles normales.

BAINS.

Ici comme à Uriage et à Aix, j'ai pris une série de bains à différents degrés, afin de faire mieux ressortir les différents que produit, dans les effets observés, un des éléments les plus importants, la température.

Bain d'une heure à 32°.

En un quart d'heure, le pouls tombe de 84 à 64 pulsations et vers la fin il arrive à 60. Le nombre des mouvements respiratoires s'abaisse dans la même proportion, et de 24 au début, tombe peu à peu jusqu'à 16. L'impression générale, d'abord agréable, se change bientôt en un état de malaise vague. Il y a de l'oppression et une sensation de plénitude de la poitrine que j'attribue à la température peu élevée de ce bain. Le sang afflue vers les organes en se retirant de la périphérie ; la tête est libre et nullement congestionnée. En quittant le bain, la peau devient chair de poule ; la chaleur ne revient qu'après une promenade rapide, quoiqu'il fasse très-chaud et que le temps soit orageux. L'urine est un peu plus abondante ; rien du côté de la peau ; appétit, soif ordinaire.

Bain d'une heure à 34°.

Bien que la température des bains doive varier suivant l'état de l'atmosphère et les conditions, soit physiologiques, soit pathologiques, variables à l'infini, on peut dire pourtant, qu'en général, le bain à 34° est un des plus agréables et des plus fréquemment utiles. C'est de 34 à 36° que le bain est le plus souvent employé. Les effets immédiatement ressentis confirment pleinement ce fait. La sédation se produit vite, mais ne persiste pas longtemps après le bain. Cinq minutes d'immersion suffisent pour que le pouls tombe de 72 à 64 et progressivement jusqu'à 54 pulsations pour remonter à 72 dix minutes après la sortie. Le nombre des respirations s'abaisse de 22 à 16. La peau légèrement stimulée, imprime à l'ensemble de l'organisme une sensation de force et de bien-être. La sécrétion urinaire est active, l'appétit vif, la soif nulle.

Bain d'une heure à 36°.

C'est en général à ce degré, et sauf les exceptions assez nombreuses, résultant des dispositions individuelles, que commencent à se manifester les caractères du bain chaud, dont l'intensité augmente ensuite, en raison du degré de température. L'effet sédatif qui existe encore, mais moins prononcé que dans les bains tièdes de 32 à 36°, ne se traduit plus que par une diminution à peine sensible des mouvements respiratoires et par un abaissement de quelques pulsations. Le pouls qui, sous l'influence de l'excitation générale et prolongée des eaux, est très-variable d'un jour à l'autre, tombe seulement de 66 à 60 et ne tarde pas à remonter à ce chiffre qu'il dépasse un peu dans le courant de la journée. Ces variations dans le rhythme de la circulation sont peu favorables à la précision des observations. La sédation dont on mesure l'intensité, principalement par l'état de la respiration et de la circulation, est d'autant plus prononcée, que le pouls est plus élevé au début de l'expérience. Ainsi, je suppose qu'un effet sédatif se manifeste par une diminution de 20 pulsations, si le pouls est à 90; le même effet, c'est-à-dire, produit par la même cause, ne se manifestera que par un abaissement de six ou huit pulsations, si le pouls n'est qu'à 70 au lieu de 90. C'est la loi inverse dans le cas de l'excitation : plus le pouls est bas, antérieurement à l'expérience, plus le nombre des pulsations qui traduisent l'excitation est élevé ; plus le pouls est élevé, moins est élevé celui que produit l'excitation. Ne voit-on pas, en effet, un agent thérapeutique varier d'intensité, selon qu'on l'applique sur un sujet sain ou malade ?

Les autres effets sont également peu prononcés ; l'excitation de la peau se produit à un faible degré et la face se couvre d'une très-légère transpiration. Il y a un peu de rougeur, une légère pesanteur de tête, enfin les signes premiers de la congestion ; pas de modification marquée des sécrétions, urine un peu plus abondante. État général bon au sortir de ce bain, qui ne laisse pas encore le malaise qui suit le bain, à une température supérieure celui qui est franchement chaud.

Bain d'une demi-heure à 38°.

Les effets de ce bain sont assez complexes, comme nous allons le voir ; en y entrant, on éprouve, sous l'influence de la chaleur, de l'oppression et un sentiment d'anxiété analogue à celui que produit l'immersion dans l'eau froide. La respiration s'accélère et le besoin d'uriner se fait sentir quoique la vessie soit à peu près vide. La rapidité du mouvement circulatoire commence, contrairement à ce qu'on pourrait supposer, par être moins grande ; cinq minutes suffisent pour faire tomber le pouls de 72 à 60 pulsations. Le premier effet est donc encore sédatif de la circulation, mais il n'est pas de longue durée et en cinq minutes le pouls reprend le chiffre de 72 pour s'élever en un quart-d'heure jusqu'à 90 pulsations. Pendant ce temps le nombre des mouvements respiratoires s'est progressivement élevé de 18 à 24. Le pouls ne s'élève donc que secondairement et lorsque les premiers signes d'excitation commencent à se manifester. Ce n'est, en effet, qu'après quelques minutes d'immersion que surviennent, la rougeur de la face, qui commence à se couvrir d'une sueur qui devient ensuite de plus en plus abondante, la pesanteur de tête qui irait jusqu'à la douleur, si l'on prolongeait suffisamment l'expérience.

L'effet primitif commence donc par une légère sédation due peut-être à l'action du gaz hydrogène sulfuré, tandis que l'excitation qui suit bientôt est le résultat de la température. Sous l'influence de la transpiration abondante, de la stimulation de la peau et du système nerveux, une fatigue générale avec céphalalgie légère succède à ce bain, persiste toute la journée et même la nuit suivante. Le sommeil est agité par des rêvasseries produites aussi peut-être par la sulfuration lente.

Bain d'une 1/2 heure à 30°.

L'effet sédatif est ici très-prononcé et se manifeste rapidement. En cinq minutes le pouls tombe de 80 à 60 pulsations et se maintient à ce chiffre. Les mouvements respiratoires de vingt-quatre descendent progressivement à seize. J'éprouve une impression de froid sous l'influence de laquelle le sang se retire de la périphérie pour se porter vers les organes internes, ce qui explique le sentiment de plénitude et de tension ressenti à la poitrine et une légère pesanteur de tête. Les urines sont abondantes. La chaleur ne revient que lentement malgré une promenade faite d'un pas rapide au soleil.

INHALATION FROIDE.

L'inhalation froide a pris depuis quelques années une importance très-grande dans la plupart des eaux sulfureuses et en particulier à Allevard qui possède à cet effet des avantages spéciaux. C'est donc avec un intérêt très-vif que je pénètre dans les salles à la description desquelles je ne m'arrêterai pas, voulant seulement consigner ici les effets que j'ai ressentis pendant et après les quelques heures que j'y ai passé.

Première séance 1/4 d'heure.

Pendant les premières minutes, je n'ai ressenti d'autre impression que celle produite sur l'odorat par le gaz hydrogène sulfuré qui se dégage incessamment comme chacun sait, odeur à laquelle du reste on s'habitue assez aisément. Je consulte le pouls à plusieurs reprises et ce n'est qu'au moment de quitter la salle que je puis constater une diminution de trois ou quatre pulsations. Le nombre des respirations n'a diminué que de deux au plus par minute; seulement alors et pendant les premiers instants qui suivent ma sortie de la salle j'éprouve un léger serrement des tempes plutôt qu'une véritable douleur et un peu de trouble de la vue. Il y a un sentiment de tension et de barre à la poitrine ; la respiration est anxieuse quoique non accélérée; cet état se dissipe peu à peu en une heure. Le soir légère démangeaison des mains et de la figure sur laquelle il semble qu'une toile d'araignée ait passé ; faibles picotements des yeux, perceptibles encore le lendemain matin. Tous ces symptômes sont, il est vrai, de faible intensité et passeraient inaperçus si on ne les recherchait avec une minutieuse attention.

Deuxième séance de 3/4 d'heure, en 2 fois.

L'effet sédatif observé dans la première séance sur la circulation et la respiration n'est pas plus prononcé. La peau de la face et des mains, seules parties qui soient, avec la muqueuse pulmonaire, exposées au contact direct du gaz, est le siége d'une stimulation qui se manifeste par un peu de rougeur et quelques démangeaisons. Pas de signes de congestion cérébrale qui puissent laisser supposer que cette excitation de la peau soit produite secondairement. Pas de pesanteur de tête, mais sensation de constriction vers les tempes et les orbites ; pas de bourdonnements, pas d'éblouissements, mais picotements des yeux, cuisson. Sentiment d'ardeur dans les bronches, assez analogue à celui qu'on ressent au début d'une bronchite, quoique moins intense. Il semble que la muqueuse, comme la peau, soit le siége d'une fluxion produite par l'excitation passagère du gaz.

Troisième séance de 1 heure 1/2, en 4 fois.

Je retrouve ici les mêmes effets que précédemment, mais un peu plus prononcés, sans doute à cause du temps plus long pendant lequel je suis resté exposé à la même cause. Il y a en outre de la sécheresse des lèvres, de la bouche et des fosses nasales dont la sécrétion est en grande partie supprimée.

INHALATION CHAUDE A LA VAPEUR.

Les effets immédiats sont très-analogues à ceux de l'inhalation froide. La respiration n'éprouve pas de changements appréciables non plus que la circulation ; le pouls oscille autour de 72 pulsations, descend à 66 un instant et remonte bientôt jusqu'à 76. L'effet sédatif de l'hydrogène hydro-sulfuré est, sans doute, contrebalancé en partie par celui de la vapeur qui, quoique peu intense est légèrement excitant, mais ne donne lieu à aucun phénomène de congestion. Les effets produits dans la salle d'inhalation froide et dus uniquement au gaz sulfhydrique, se retrouvent tous ici : rougeur et démangeaisons de la face, picotements des yeux, du nez, sécheresse des fosses nasales, de la bouche; saveur amère ; sentiment d'ardeur dans la poitrine, se prolongeant tout le jour et le lendemain; serrement des tempes et des orbites.

On pourrait croire *à priori* que la vapeur inspirée, en se déposant sur la muqueuse, peut nuire à l'absorption du gaz sulfhydrique, en s'opposant à son contact direct avec cette membrane; il n'en est rien. La vapeur, au contraire, en ramollissant les produits de sécrétion des membranes malades, favorise leur expectoration. Par son action émolliente et détersive longtemps prolongée, elle rend la muqueuse plus apte à l'absorption du gaz. La vapeur et le gaz, loin de se nuire par leur mélange, se prêtent un mutuel appui, mais ce mode d'inhalation ne convient que dans les cas où l'expectoration est difficile.

On est dans l'usage d'entrer dans l'étuve nu jusqu'à ceinture et recouvert d'un peignoir flottant sur les épaules. L'action stimulante sur la peau, dont les phénomènes éprouvés à la face, aux mains et aux yeux, ne permettent pas de douter, peut donc, grâce à ce costume qui laisse à découvert une plus grande surface tégumentaire, s'exercer beaucoup plus largement qu'à l'inhalation sèche. Ne serait-il pas mieux encore de ne pas garder le pantalon et la chaussure, qui, non seulement s'opposent à l'action des fluides sur les parties inférieures, mais qui, en s'imprégnant d'humidité, deviennent une cause efficace de refroidissement, condition qu'il faut à tout prix éviter, quand il s'agit de maladies des organes respiratoires. C'est peut-être à cause de ce seul danger du refroidissement que l'inhalation chaude est beaucoup moins employée que la froide qui présente, en outre, le grand avantage de pouvoir se faire avec tous les costumes auxquels elle ne cause aucun dommage.

AIX-LES-BAINS.

Action de l'eau prise en boisson.

L'eau d'Aix, prise en boisson, ne jouit pas, comme sa faible minéralisation pouvait le faire prévoir, de propriétés bien caractérisées ; aussi n'est-elle, le plus souvent, qu'un adjuvant de la médication thermale. Prise en quantité convenable, elle stimule légèrement les voies digestives et urinaires, favorise les sueurs et contribue à la saturation sulfureuse.

BAINS.

1° Bain d'une heure à 34° centigr.

Ce bain est composé de parties égales d'eau de soufre et d'alun et d'une quantité d'eau froide ordinaire suffisante pour abaisser sa température à 34°; il laisse dégager l'odeur du gaz sulfhydrique qui ne tarde pas à disparaître pour se manifester de nouveau dès qu'on ouvre le robinet d'eau minérale. L'eau est claire, limpide et d'une teinte verdâtre légère. On y éprouve une sensation de bien-être plus prononcée que celle que procure un bain d'eau ordinaire. Cette sensation résulte de la sédation des systèmes nerveux et circulatoire, et quoiqu'il semble exister un antagonisme entre la sédation générale et l'excitation que déterminent les principes minéralisateurs et la chaleur sur l'enveloppe cutanée, on comprend pourtant que l'action tonique et excitante du bain sur la peau, ayant pour effet immédiat de favoriser la circulation capillaire de stimuler chaque papille nerveuse, produise secondairement dans les centres nerveux et circulatoires une sédation qui n'est que le contre-coup du surcroît d'activité produit à la périphérie.

Quoi qu'il en soit, l'examen du pouls et des mouvements respiratoires, renouvelé de quart d'heure en quart-d'heure, donne les résultats suivants : au bout d'un quart d'heure le pouls qui, avant le bain, était à 86 tombe à 76; les mouvements respiratoires s'abaissent de 26 à 20. Après demi-heure, le pouls est à 70, la respiration à 16. Après trois quarts d'heure, le pouls est à 65, la respiration à 14. Enfin, après une heure, le pouls est à 60, la respiration à 12. L'effet sédatif est donc assez prononcé, mais ne persiste pas, et quelques minutes suffisent pour ramener les fonctions à l'état où elles étaient avant le bain. Pas de modification sensible du côté des reins ni de la peau; appétit et soif ordinaires.

Bain d'une heure à 35°.

Eau de soufre seule et suffisante quantité d'eau simple pour lui donner sa température. La seule différence entre les effets produits par ce bain et ceux du précédent, qui ne puisse être attribuée à la différence de température, c'est l'impression sur la peau d'un liquide plus onctueux que lorsqu'il y a mélange d'eau d'alun.

L'observation du pouls et de la respiration donne les résultats suivants : avant le bain, le pouls est à 90, le nombre des respirations s'élève à 26. En un quart d'heure, le pouls tombe à 80, et je ne compte plus que 20 respirations; en demi-heure, pouls à 76, respiration à 18 ; en trois quarts d'heure et jusqu'à la fin, pouls à 80, respiration à 20. Il s'établit, comme on le voit ici, un équilibre entre les effets sédatifs et les effets excitants immédiats de ce bain, et nous voyons le pouls et les mouvements respiratoires rester fixes pendant la dernière demi-heure ; aussi ce bain, à 35°, est-est-il le plus fréquemment employé et le plus agréable. La sécrétion urinaire est un peu activée, la peau tonifiée et la transpiration insensible.

Bain de 1 heure à 36°.

Eau d'alun ramené à 36° par l'eau ordinaire. Ce bain produit sur la surface cutanée un effet plus astringent, moins onctueux que l'eau de soufre; l'odeur sulfureuse est moins prononcée. La différence des autres effets immédiats sur les fonctions paraît tenir seulement à la température plus élevée qui place ce bain sur la limite des bains chauds. Avant le bain, le pouls est à 90, la respiration à 24. En 1/2 heure, le pouls descend peu à peu à 80, la respiration à 22. En 3/4 d'heure le pouls remonte à 86, la respiration à 24, pour se maintenir à ces chiffres le reste du temps. L'excitation est donc plus marquée que dans le bain à 35° et détruit l'effet sédatif qui ne se manifeste que pendant la première demi-heure. Cette stimulation se manifeste en outre par la transpiration de la face et par une sensation de tension et de plénitude à la poitrine.

DOUCHES.

A Aix, la grande réputation, dont les douches jouissent à juste titre, tient beaucoup plus aux modes d'application variés et perfectionnés, qu'à l'influence de la minéralisation. La stimulation partielle ou générale de l'organisme, que l'on obtient à volonté, est susceptible de variétés nombreuses sous le rapport de l'intensité. En combinant convenablement le massage, la force de percussion, la forme et le volume du jet, sa température et la durée de son application, on obtient tous les degrés possibles de stimulation. La douche est donc un moyen puissant et précieux mais dont il faut user avec une grande prudence et en faisant une étude continuelle de la susceptibilité de chacun.

Douche générale à 38°.

Cette douche, dont la durée est d'un quart-d'heure, produit une stimulation immédiate qui se manifeste par l'accélération rapide de la circulation et des mouvements respiratoires, qui prennent plus d'ampleur, par la chaleur et la rougeur de la peau, dont la tonicité est accrue. La circulation capillaire est active ; les papilles nerveuses sont surexcitées, et il semble qu'un fluide parcourt tous les nerfs pour arriver aux centres nerveux. Les muscles participent à ce mouvement général d'activité et se contractent sous la main qui les masse.

On a reconnu aujourd'hui, que la sudation prolongée après la douche, produisait des effets débilitants souvent nuisibles ; aussi cherche-t-on beaucoup moins que par le passé, à provoquer la transpiration. On se borne à l'entretenir le temps nécessaire pour que la température du corps revienne progressivement à son degré normal. Il en résulte un effet tonique persistant et une activité soutenue dans les fonctions. L'appétit est vif, les digestions faciles, les sécrétions actives et abondantes ; l'intelligence participe au bienfait général et devient plus facile.

Il faut signaler pourtant, surtout pendant les premiers jours, des douleurs musculaires qui sont évidemment le résultat de la percussion du liquide et du massage énergique. Ce n'est pas là de l'atonie, et ce premier moment passé, les mouvements ne sont que plus souples et plus énergiques. L'action simultanée de deux doucheurs présente d'incontestables avantages ; elle répartit en même temps sur plusieurs points l'excitation du massage et de la percussion ; elle empêche, par cette diversion, qu'un organe particulièrement influencé ne devienne le siége d'une congestion dangereuse; elle rétablit l'équilibre qui tend à se rompre. La précaution d'employer, sur les extrémités inférieures, une température supérieure et dérivative, concourt au même but. Aussi, tout se passe-t-il sans signes de congestion cérébrale ou autre, et au sortir de la douche, quoique la circulation reste longtemps plus active, toutes les fonctions s'exécutent en laissant un sentiment marqué de bien-être.

INHALATION

à Marlioz.

Plusieurs séances consacrées à Marlioz, ayant constamment donné les mêmes résultats, je n'en ferai qu'une seule description qui, sauf l'intensité moindre des symptômes, présente une analogie frappante avec celle que j'ai donnée de l'inhalation à Allevard : ainsi, deux effets principaux se produisent : 1° Sédation générale indiquée par un léger abaissement dans le chiffre des pulsations et des mouvements respiratoires, par la dépression consécutive des centres nerveux, intelligence moins nette, moins active, état vertigineux ; 2° Excitation locale, ne se manifestant qu'à la fin des séances et pendant les heures suivantes, démangeaisons, picotements des yeux, serrement des tempes, chaleur ardente dans le pharynx et les bronches ; en un mot, tous les symptômes précédemment décrits et que j'ai retrouvés dans les salles d'inhalation d'Aix, mais à des degrés moindres encore. Aussi n'en ferai-je pas plus ample mention.

Saturation sulfureuse.

Je ne terminerai pas toutefois ce qui est relatif à Aix, sans dire que, comme à Uriage, j'y ai éprouvé les symptômes de la saturatiou sulfureuse : faiblesse générale, atonie musculaire, brisement des membres, perte de l'appétit, soif vive, diminution de la sécrétion urinaire et de la transpiration, qui exhale l'odeur sulfureuse et tache le linge en noir. Il n'est pas très-rare d'observer chez les malades cet ensemble de symptômes qui nécessitent souvent la suspension provisoire du traitement. Quoiqu'il suffise, en général, de quelques jours de repos et de régime pour les faire disparaître, il vaut mieux encore s'efforcer de les éviter, en ne soumettant le malade qu'à un degré de stimulation proportionnée à sa susceptibilité. Ce n'est souvent que par des essais et des tâtonnements successifs qu'on parvient à prescrire à chacun l'ensemble des moyens qui lui conviennent.

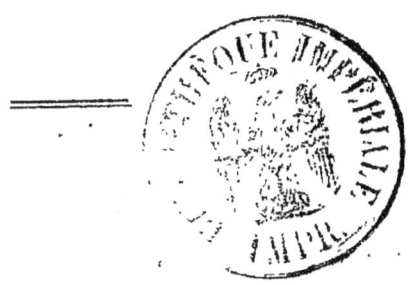

www.ingramcontent.com/pod-product-compliance
Lightning Source LLC
Chambersburg PA
CBHW071756200326
41520CB00013BA/3282